DE LA

DÉGÉNÉRESCENCE MALIGNE

DE QUELQUES

TUMEURS DU NASO-PHARYNX

PAR

Le Dr Adolphe GEVRY
LICENCIÉ ÈS SCIENCES

IMP. R. SCHNEIDER

DE LA

DÉGÉNÉRESCENCE MALIGNE

DE QUELQUES

TUMEURS DU NASO-PHARYNX

GE

DE LA

DÉGÉNÉRESCENCE MALIGNE

DE QUELQUES

TUMEURS DU NASO-PHARYNX

PAR

Le Dr Adolphe GEVRY

LICENCIÉ ÈS SCIENCES

LYON
IMPRIMERIE R. SCHNEIDER
Anc[t] SCHNEIDER FRÈRES
Quai de l'Hôpital, 9
—
1905

INTRODUCTION

Après avoir rappelé une observation de polype naso-pharyngien, Gosselin écrit dans ses *Cliniques chirurgicales de la Charité :*

« Avant 1818, toutes les tumeurs qui avaient leur siège dans le pharynx étaient confondues sous le nom général de polypes, sans se préoccuper de la nature du tissu qui formait la tumeur. Les progrès de la science anatomique et histologique ont fait connaître que cette partie de la cavité naso-pharyngienne pouvait être le siège de tumeurs bien diverses, qu'il importe surtout de distinguer au point de vue du diagnostic et par suite du traitement. »

On a en effet vite reconnu, étant donnée l'anatomie et surtout l'histologie de la région en question, qu'elle peut être le siège de productions néoplasiques de nature très variable.

Les unes considérées comme bénignes : végétations adénoïdes, polypes fibreux ou fibromes, polypes muqueux ou myxomes et polypes fibro-muqueux.

Les autres malignes : enchondromes, carcinomes, tumeurs tuberculeuses ressemblant beaucoup aux polypes fibreux, quant aux symptômes fonctionnels, mais dont le pronostic est bien autrement grave.

Les végétations adénoïdes sont constituées par l'hypertrophie des follicules clos nombreux de la cavité naso-pharyngienne et spécialement de l'amygdale de Luchska.

Les fibromes et les fibro-myxomes, d'après Nélaton, auraient pour seuls points d'implantation primitifs la base du crâne au niveau de l'apophyse basilaire et du corps du sphénoïde ; mais cette opinion beaucoup trop exclusive doit être modifiée et, des observations de Cruveilhier, de Robert et Michaux ont montré que ces tumeurs pouvaient avoir leur point d'implantation dans tous les points de la cavité.

Le diagnostic différentiel des fibromes et des fibromyxomes est difficile à établir, leur pronostic est grave, tant à cause de la marche progressive de ces tumeurs et des désordres auxquels elles donnent lieu, qu'en raison des graves opérations qu'elles nécessitent. Mais il est d'opinion courante en médecine que les végétations adénoïdes disparaissent spontanément en général à l'adolescence, et la plupart des classiques, comparant les fibromes naso-pharyngiens des garçons aux fibromes utérins des femmes, annoncent la régression spontanée de ceux-ci à la ménopause, de ceux-là à la puberté.

Si cette assimilation gratuite et singulièrement risquée des deux affections est du moins inoffensive, il n'en est pas de même de l'optimisme qu'elle dissimule. De même en effet que la ménopause est bien loin d'entraver dans tous les cas l'évolution des myomes utérins, de même et surtout, les fibromes naso-pharyngiens sont d'ordinaire insensibles au passage de la vingtième année qui, loin d'en amener la régression, n'en détermine pas toujours l'arrêt et parfois n'en arrête pas la dégénérescence soit précoce, soit tardive. Ce sont deux exemples de cet ordre, fournis : l'un par un malade observé dans le service du professeur Jaboulay, à l'Hôtel-Dieu, l'autre par un malade examiné à la consultation, qui nous a suggéré l'idée émise ci-dessus et dont la discussion fera l'objet de notre thèse.

M. le professeur Jaboulay nous a fait l'honneur d'en accepter la présidence, nous le prions de vouloir bien agréer l'expression de nos respectueux remerciements.

M. le professeur agrégé Gayet et M. le docteur Pinatelle, chef de clinique, nous ont fourni de nombreux renseignements, qu'ils daignent recevoir l'assurance de notre profonde gratitude.

HISTORIQUE

L'étude des tumeurs malignes du naso-pharynx a été longtemps négligée, et dans les classiques, n'occupe qu'une place tout à fait accessoire. De temps à autre, on trouve, relatées dans des revues, des observations difficiles à classer. Il faut attribuer ce peu d'importance accordée à ces néoplasmes à ce que l'examen de beaucoup de malades qui ici nous intéressent sont vus souvent par des spécialistes au détriment du chirurgien. Toutefois dans ces dernières années le nombre des observations a augmenté étant donnée l'extension de plus en plus considérable que prend la rhinologie.

L'observation des tumeurs malignes du naso-pharinx sans être fréquente est cependant loin d'être exceptionnelle, puisque Veillon en réunit 6 cas, Lotzbeck (1859) cite un cas de tumeur maligne avec noyaux secondaires dans le corps thyroïde et le maxillaire inférieur ; mais ce sont là des tumeurs malignes primitives que nous n'avons pas eu en vue dans notre sujet.

Depuis quelques années l'attention a été attirée sur les relations existant entre des néoplasmes réputés bénins (végétations adénoïdes fibromes) et leur dégérescence, c'est ainsi que Virchow, Trélat (1873) Bosworth (1889), Delic (1891), Massucci (1892), Roncalli (1893), Stewart (1893), Moure publient différentes obvervations sur cette question et s'accordent tous pour soutenir qu'il n'y a qu'un degré de transition insensible pour aller du fibrome pur au fibro-sarcome et au sarcome vrai, et que le diagnostic sur le vivant est toujours très difficile à faire.

A l'appui de cette opinion nous donnerons l'observation du malade qui nous a donné l'idée de la soutenir et chez lequel la transformation était nettement sarcomateuse comme l'a confirmé l'examen histologique.

Laissant donc de côté les cas mieux connus de sarcomes primitifs du naso-pharynx, nous étudierons seulement la transformation maligne au cours de l'évolution ou après guérison apparente, opératoire ou spontanée des fibromes naso-pharyngiens dont nous rapportons deux cas.

Dans le prélude anatomo-pathologique de cette étude nous aurons seulement à enregistrer les cas de dégénérescence d'autres tumeurs bénignes que nous offre la littérature : végétations adénoïdes, voire myomes.

ANATOMIE PATHOLOGIQUE

Nous exposerons ici :

1° Les idées que l'étude macroscopique et clinique des tumeurs en question ont suggéré ;

2° Les résultats de l'examen microscopique.

La transformation ou dégénération maligne des fibromes et fibro-myxomes ainsi que celles de certaines végétations adénoïdes doit être un fait bien établi au point de vue clinique, car chez l'adulte on voit assez souvent se développer des tumeurs que la constitution et l'évolution doient faire appeler fibro-sarcomateuses et qui évaluent vers le sarcome.

Au sujet de cette transformation, Virchow s'exprime ainsi :

« L'hyperplasie inflammatoire du catarrhe naso-pharyngien chronique conduit à la formation de polypes, et les polypes peuvent plus tard devenir à leur tour le siège d'un développement cancéreux. »

Trélat (Société de chirurgie, 1873) fait remarquer qu'il n'y a entre les fibromes, les fibro-sarcomes et les sarcomes vrais que des transitions insensibles, et leur diagnostic différentiel sur le vivant est toujours difficile ; il est en effet arrivé que des tumeurs considérées comme fibromes étaient reconnues au microscope comme des sarcomes.

Ces idées ont été confirmées par nombre d'auteurs.

La première observation a été publiée en 1875 par Michel et successivement d'autres auteurs ont rapporté des cas analogues.

Bosworth notamment, en 1889, rapporte un cas de dégénération de polype en tumeur maligne.

Moure a relaté deux cas de polypes muqueux qui, après plusieurs opérations récidivent sous forme nettement sarcomateuse.

Delie (1891) croit pouvoir conclure que les végétations adénoïdes peuvent se transformer en néoplasmes malins et que les hémorragies les plus fréquentes n'accompagnent pas toujours les sarcomes les plus développés.

Roncalli (1893) dit que des végétations adénoïdes datant de l'enfance et ayant persisté plus que de coutume se sont transformée en néoplasme.

Bonain (1895) prétend que l'on doit se méfier de tout polype isolé, développé sur une muqueuse saine en apparence et qui, d'un accès facile au traitement, aura récidivé sans motif plausible. Cette défiance s'accroitra si le sujet est jeune et s'il existe dans sa famille des antécédents morbides, dont il est admissible de tenir compte. Sans attendre que, au point de vue macroscopique, le caractère malin du néoplasme se soit affirmé, on n'hésitera pas à pratiquer, si elle est possible, l'exérèse de la partie sur laquelle il se trouvait implanté.

Massucci, Stewart citent également des transformations sarcomateuses de polypes. De même Schiffers, de Liège, a donné des exemples de dégénérescence de polypes chez des sujets ayant dépassé la cinquantaine, et même des polypes démontrés muqueux par l'examen histologique, auraient fini par prendre la structure et la marche des néoplasme les plus malins.

Ces considérations, tirées surtout de la clinique, ne nous surprendront pas si nous nous reportons à l'examen histologique des tumeurs en question, car leur évolution et leur étude microscopique montrent la présence de parties fibro-myxomateuses côte à côte avec le sarcome.

Au microscope on voit en effet que, dans la plupart des cas, les fibromes sont constitués par des fibres conjonctives et des éléments cellulaires jeunes. Les fibres conjonctives sont parallèles et perpendiculaires le plus souvent au point d'implantation de la tumeur, d'autres fois elles sont enroulées sur elles-mêmes, donnant au fibrome un aspect lobulé ou perlé caractéristique.

Les nombreuses cellules interposées sont des éléments jeunes, analogues aux éléments du sarcome; tantôt elles sont arrondies, tantôt fusiformes comme dans le sarcome du sein. Par endroit aussi les éléments sont plus ou moins déformés, offrant plusieurs prolongements et se rapprochant d'avantage des cellules conjonctives adultes.

On voit en somme que les tumeurs fibreuses naso-pharyngiennes présentent une structure assez jeune, embryonnaire en raison de l'abondance de ces derniers éléments; elles sont plus proches parentes des néoplasmes malins du tissu conjonctif que des tumeurs bénignes. Leur constitution intime nous explique ainsi leur rapidité d'accroissement, la fréquence de leurs récidives, leur transformation possible en sarcome et quelquefois aussi leur généralisation. Un autre fait plaide encore en faveur de la malignité de certaines de ces tumeurs : c'est leur richesse en vaisseaux tant artériels que veineux. Dans certaines d'entre elles, en effet, ils atteindraient un développement tel, qu'elles mériteraient le nom de fibro-angiomes. Ces vaisseaux ont d'ailleurs le plus souvent une structure analogue aux vaisseaux des sarcomes, leurs tuniques sont incomplètes, formées d'éléments embryonnaires, et ces deux faits, richesse des vaisseaux et fragilité des parois, nous expliquent suffisamment la fréquence des hémorragies toujours abondantes et souvent mortelles qui accompagnent l'évolution de ces néoplasmes ; nous expliquent aussi la possibilité de la généralisation comme nous l'avons constatée et comme le fait remarquer Bayer dans un cas qu'il a spécialement observé chez un malade qui, après de nombreuses ablations de polypes récidivants, par l'anse galvanique, la curette tranchante, finit par mourir d'hémorragie en présentant une métastase hépatique de la tumeur. On voit, de ces différents faits, qu'il y a accord parfait entre la clinique et l'étude microscopique.

ÉTIOLOGIE ET PATHOGÉNIE

Ce chapitre sera ici très bref car la seule condition étiologique qu'il comporte de préciser quelque peu est celle relative au sexe ; c'est en effet généralement chez l'homme que l'on rencontre la tumeur pharyngienne et pour expliquer ce fait, nombre d'auteurs admettent que la menstruation joue le rôle d'une révulsion continuelle qui détourne la production néoplasique de l'apophyse basilaire pour la reporter dans les parois utérines. La tumeur utérine serait donc chez la femme l'analogue de la tumeur pharyngienne chez l'homme, nous avons dit plus haut jusqu'à quel point cette assimilation devait être faite et ce qu'il fallait en penser.

A part cette particularité, la question étiologique est très obscure, les causes de développement se résument probablement au début dans toutes les affections qui engendrent ou entretiennent le catarrhe naso-pharyngien chronique tels : les traumatismes antérieurs ou les opérations pratiquées précédemment. Mais c'est surtout de la dégénérescence tardive des tumeurs bénignes qu'il faut tenir compte, car si l'on reprend les cas de tumeurs malignes observées par les différents auteurs, on voit facilement que ce ne sont que rarement des cancers primitifs. C'est ainsi que sur les onze cas rapportés par Montbouyran il ne s'en trouve que trois de cancers primitifs absolument certains, les autres ayant succédé ou pris naissance au voisinage des tumeurs bénignes et, dans quatre cas notamment le néoplasme se développe sur des végétations adénoïdes datant de l'enfance.

Les conditions pathogéniques ont au contraire une assez grosse importance ; c'est ainsi que si nous examinons les causes locales, nous voyons que la région pharyngienne est une des plus exposées aux inflammations réitérées, la déglutition et surtout le passage de l'air plus ou moins froid sont une cause constante d'irritation. Ces inflammations même très légères amènent un trouble dans la circulation des glandes de la région, et rien d'étonnant alors à ce que en se répétant fréquemment elles puissent avoir une influence sur le développement du cancer.

En résumé, nous nous bornerons à dire que les inflammations répétées peuvent être pour le développement des tumeurs malignes du naso-pharynx une simple circonstance étiologique.

SYMPTOMATOLOGIE

Si l'on considère les tumeurs à leur état complet de développement, les symptômes seront en grand nombre identiques à ceux des fibromes, mais cependant avec cette différence que le symptôme douleur prédomine sur celui de gêne respiratoire.

A la période de début les troubles fonctionnels de l'appareil olfactif et de l'appareil respiratoire sont en somme légers, étant donné que l'on a affaire à un adulte généralement. Les malades éprouvent la même sensation que ceux atteints de coryza, ils se mouchent souvent, et si ce n'étaient quelques épistaxis assez abondantes qui indiquent déjà la nature assez maligne de l'affection on s'inquiéterait peu.

Mais bientôt arrivent des troubles de la phonation et de la voix c'est ainsi que l'enchifrènement est constant et la tumeur grossissant, les altérations de la voix dépendront des conditions morphologiques du développement du néoplasme. S'il a un volume assez considérable, la voix est sourde, sombre comme dans l'hypertrophie amygdalienne elle est comme mouillée si l'hypersécrétion est abondante, mais généralement elle est nasonnée, parce que le voile du palais est entravé dans son fonctionnement.

Ces troubles de la voix résultent également de l'oblitération des orifices postérieurs des fosses nasales. Quelques-unes de ces tumeurs étant au début pédiculées, les symptômes varient avec la position de la tête du sujet. Quand le volume est devenu considérable, l'entrée de l'air étant difficile ou impossible, il y a nasonnement plus sérieux, anosmie (etc.) et l'on peut avoir également des symptômes à distance : céphalées frontales ou occipitales, céphalalgie souvent peu intense mais tenace qui concourent quelquefois à donner le change aux malades qui se croient alors atteints de tumeur cérébrale.

En même temps il existe souvent des douleurs spontanées s'irradiant dans les oreilles ou dans la nuque, tandis que se produisent des troubles pharyngiens ou ganglionnaires.

L'exploration digitale du naso-pharynx peut à ce moment révéler l'existence de points douloureux ou de consistance variable qui sont d'une grande importance pour fixer le diagnostic.

Un autre bon signe également de la malignité de la tumeur est la surdité précoce qu'elle amène, cela en raison de la quantité considérable de glandes siégeant dans la région et qui sont envahies rapidement par le néoplasme, et, cette surdité peut être uni ou bi-latérale suivant le mode d'invasion.

De plus, quand la tumeur vient à refouler en bas et en avant le voile du palais, l'excitation produite peut donner lieu à des vomissements réflexes et des nausées. Les phénomènes mécaniques de la déglutition sont également gênés, il y a rejet des liquides par les fosses nasales à cause de l'obstacle opposé à la contraction des muscles du voile du palais.

A partir de ce moment, si le diagnostic n'a pas été fait, il s'impose, car les troubles fonctionnels signalés plus haut atteignent leur maximum d'intensité. L'odorat fait le plus souvent défaut, la déglutition est impossible, l'ouïe est à peu près complètement perdue, la respiration nasale ne peut plus avoir lieu.

Mais à cette période relativement encore supportable pour le malade, en succède bientôt une autre intolérable, il se fait alors en effet une expansion tant en volume qu'en surface de la tumeur entraînant des déformations de la face et des ulcérations du néoplasme. L'ulcération arrive assez vite en raison de l'irritation causée par la déglutition, néanmoins on n'observe que peu de ganglions, mais deux symptômes objectifs capitaux apparaissent alors : la tumeur est le siège d'un écoulement purulent déjà signalé mais présentant une odeur fétide, surtout le matin, quand les matières sanieuses produites par l'ulcération se sont accumulées durant la nuit dans l'arrière-gorge ; puis, les hémorragies que nous avons vues légères au début se montrent de plus en plus fréquemment et sont d'intensité également de plus en plus considérable, affaiblissant ainsi le malade par leur abondance et leurs répétitions.

La tumeur à ce moment ne peut plus être limitée au naso-pharynx, elle s'étale et envahit les sinus et de préférence les cavités voisines où il existe une muqueuse, et alors apparaissent de nouveaux symptômes tenant surtout à la déformation des parois osseuses des cavités de la face et à la compression des différents organes.

Au point de vue des prolongements, nous distinguerons :

1° Un prolongement inférieur ou pharyngien ;

2° Des prolongements latéraux ;

3° Un prolongement antérieur ou naso-orbitaire ;

4° Un prolongement supérieur ou crânien.

1° Le prolongement inférieur se fait par l'extension de la tumeur de haut en bas le long des parois latérales du pharynx. En arrière, la colonne vertébrale arrête en général le développement, mais cependant on a cité des cas de destruction des corps vertébraux avec pénétration jusqu'à la moelle cervicale, amenant des troubles de myélite, d'ataxie et de mort par méningite cérébro-spinale.

En avant, le prolongement pénètre directement dans l'une ou l'autre des fosses nasales, le voile du palais est comprimé en bas et en avant, la trachée peut être également comprimée, ainsi que l'œsophage, et l'on peut avoir mort par asphyxie ou dysphagie. C'est dans ces cas analogues à celui de l'observation n° 1 de notre thèse que le chirurgien intervient souvent, soit pour faire la trachéotomie, délicate opération dans ce cas, soit pour faire le cathétérisme de l'œsophage ou l'ablation d'une partie de la tumeur.

Sur les côtés latéraux, le même prolongement peut amener également des troubles par compression. Du fait de la compression de la carotide, on pourra avoir de l'anémie cérébrale, ou par compression de la jugulaire on aura de la congestion ; de même les compressions nerveuses donneront des paralysies. Si en plus il y a englobement de la région, on pourra avoir destruction du facial ou perforation des vaisseaux pouvant amener la mort par hémorragie.

2° Le prolongement nasal se fait par la pénétration de la partie antérieure de la tumeur dans les fosses nasales. On peut avoir de ce fait, d'abord refoulement des os voisins ou bien destruction du vomer et de la lame perpendiculaire de l'ethmoïde. Au lieu de garder la position oblique qu'il occupe par rapport à la joue, l'os nasal du côté malade pivote sur son articulation avec celui du côté opposé, de sorte que la face correspondante du nez se continue sur le même plan que celui de la joue. Il y a de même compression du canal nasal, rétention du liquide lacrymal dans le sac et larmoiement.

3° Le prolongement orbitaire refoule la cavité orbitaire, l'œil est chassé de cette cavité ainsi que les autres organes qu'elle contient ; on a de l'exophtalmie sans avoir forcément diminution ou perte d'une partie de la vision, qui cependant à la longue s'altère. L'œil ainsi poussé en avant est dévié de son axe et, suivant la position de la tumeur, on a strabisme interne ou externe ou même déviation en haut ou en bas.

Les paupières sont distendues, leurs plis disparaissent, elles perdent une grande partie de leur mobilité et ne peuvent plus recouvrir le globe oculaire; celui-ci, ainsi exposé au contact de l'air, s'enflamme et bientôt on constate de la conjonctivite ou de la kératite.

En même temps que l'œil est propulsé en avant, il se déplace difficilement et tiraille sur les muscles et le nerf optique, aussi les mouvements deviennent de plus en plus difficiles, la pupille s'élargit et se déforme, à l'ophtalmoscope, on constate souvent de la névrite optique et le malade se plaint de diplopie.

4° Le prolongement supérieur est plus difficile à diagnostiquer, car tant que la tumeur est peu volumineuse, son développement s'effectue par une sorte d'assimilation lente et progressive, et les troubles cérébraux de compression peuvent être nuls, et l'on peut dire que souvent il est impossible au début de diagnostiquer les prolongements du côté du cerveau, on peut seulement les soupçonner.

Toutefois, l'encéphale n'est pas toujours tolérant, et alors les phénomènes les plus fréquemment observés sont des phénomènes de compression : céphalalgie parfois localisée mais souvent intense, paralysies le plus souvent incomplètes, troubles de la sensibilité, coma avec résolution des quatre membres, faiblesse des facultés intellectuelles, diplopie et surtout perte de la vue.

En résumé, il n'y a pas de symptômes spécifiques à la lésion du côté du cerveau, la surdité et les troubles oculaires n'ont pas une très grande valeur, et c'est au symptôme douleur qu'il faut attacher une très grande importance.

MARCHE DE L'AFFECTION

Nous avons vu que si aucun traumatisme ou inflammation ne vient réveiller la susceptibilité du naso-pharynx précédemment touché par une affection bénigne la tumeur avait beaucoup de chance pour ne pas évoluer vers la malignité, mais si une fois la transformation a eu lieu, le cancer évolue comme tous les autres. Sa marche est en général assez lente. mais souvent aussi on a des poussées aiguës et un développement rapide et progressif. A ce moment, les ganglions se prennent, on a une propagation aux régions avoisinantes et souvent aussi métastase dans les organes, ce dernier point surtout n'ayant pas été très bien remarqué jusqu'à maintenant.

A cette période fait suite la période terminale des cancers, c'est-à-dire la cachexie.

Toutefois, la marche n'est pas toujours aussi régulière et les accidents souvent mortels qui peuvent survenir tiennent alors, outre ceux qui résultent des troubles cérébraux :

1° Soit à l'infection ganglionnaire ;

2° Soit à la tumeur elle-même ;

3° Soit à la généralisation.

1° La rapidité avec laquelle les ganglions se prennent est très variable, le pharynx peut être envahi dans une très grande étendue sans que ceux-ci présentent le moindre gonflement, tandis que quelquefois la tuméfaction ganglionnaire est le premier symptôme manifeste.

Ce gonflement peut se faire dans un ganglion isolé, mais en général dans les ganglions latéraux du cou le long des carotides, amenant des symptômes de compression vasculaire et nerveuse avec douleurs très vives, et quelquefois même la compression du pneumogastrique pourra amener des troubles prononcés du côté de l'appareil respiratoire pouvant compromettre fortement la vie.

2° La présence simple de la tumeur dans le pharynx expose le malade aux mêmes accidents, mais il en est encore de non moins sérieux et qui peuvent survenir aussi souvent : tels la suffocation brusque et l'œdème mortel de la glotte.

3° Dans l'épithélioma du pharynx comme dans l'épithélioma en général, il est rare de voir survenir des phénomènes dus à la généralisation ; ce sont surtous les sarcomes qui ont tendance à l'envahissement des parties voisines, aux métastases. C'est ainsi que dans une observation de Bryk on signale un noyau cancéreux sur le plancher du quatrième ventricule, de même Verneuil a signalé le cas d'un enfant de 14 ans, chez lequel on trouva des végétations néoplasiques dans le poumon, le rein, la rate. De même également chez le malade examiné dans le service du professeur Jaboulay, il y avait des noyaux de généralisation dans le corps thyroïde.

Ces noyaux secondaires deviennent une véritable complication qui active la marche de la maladie et se révèlent par des symptômes assez nets : vomissements, douleur hépatique, œdème des jambes, etc... Si aucune de ces complications inattendues ne trouble la marche régulière et progressive de l'affection, les malades finissent par succomber dans l'épuisement amené par les troubles fonctionnels. Des douleurs intolérables quelquefois empêchent au malade de prendre tout repos, la déglutition, la respiration deviennent de plus en plus difficiles et la nutrition insuffisante. Si l'on ajoute à cela les hémorragies successives, l'écoulement fétide des matières gangrenées, putrides qui sont constamment avalées par le malade, on comprend facilement que rapidement survient un état cachectique grave dans lequel domine l'anémie et une maigreur extrême...

Il est inutile d'insister sur le pronostic d'une telle affection si on la laisse évoluer; souvent méconnue au début, elle échappe au chirurgien qui pourrait alors avoir un rôle très actif, et abandonnée à elle-même, elle devient incurable.

DIAGNOSTIC

Les éléments du diagnostic ne peuvent être établis que par la constatation directe de la tumeur et cette constatation peut être faite par deux méthodes :

1° Par le toucher digital, moyen quelquefois difficile à employer, car il faut introduire par la bouche l'index recourbé, la face dorsale regardant en bas et lui faire ainsi contourner le voile du palais de façon à explorer les différentes parties de l'arrière-gorge.

2° Par l'examen microscopique à l'aide du miroir laryngien introduit jusque dans la paroi postérieure du pharynx.

Ces deux méthodes se complètent l'une l'autre aussi souvent doivent-elles être combinées : l'examen digita lrenseigne sur la présence ou l'absence des tumeurs, sur leur siège, leurs dimensions, leur configuration, leur différence de consistance et souvent aussi sur leur insertion ; le miroir montre l'état de la muqueuse sa couleur et la nature de sa sécrétion.

Nous avons déjà parlé de la difficulté du diagnostic différentiel au début de l'affection, il faut tenir compte alors surtout des hémorragies répétées, des douleurs névralgiques, de la surdité précoce, de troubles cérébraux assez intenses caractérisés surtout par des céphalalgies violentes qui peuvent s'accompagner de vertiges et de nausées.

Les signes physiques au début sont également peu marqués. Les ganglions cervicaux sont ordinairement intacts sauf à la période cachectique; mais il n'en est peut-être pas ainsi des ganglions rétropharyngiens ou ganglions de Gillette qu'il faudra rechercher soigneusement dans tous les cas.

La tumeur ayant à un moment donné un certain volume, le diagnostic différentiel sera moins difficile tout en restant encore obscur dans quelques points.

C'est ainsi que si l'on a affaire à une tumeur pédiculée nettement, elle est souvent de nature bénigne, car en effet les tumeurs cancéreuses se pédiculisent peu, cependant il ne faut pas oublier que des polypes reposent quelquefois sur une base aussi large que le cancer et qu'ils ont souvent des insertions multiples.

Dans ces cas, l'examen attentif des symptômes et les circoustances dans lesquelles se développe la tumeur empêchera seul de se tromper.

Le cancer se montre de préférence dans la seconde moitié de la vie, le polype au contraire est une affection du jeune âge et de l'adolescence bien que l'on cite des cas rares de cette affection chez des vieillards mêmes; mais alors on devra toujours se méfier des récidives de polypes opérés dans le jeune âge et qui se reproduisent souvent sous une forme maligne.

Le cancer a une marche rapide et l'engorgement ganglionnaire se montre avant qu'on puisse le confondre avec un polype. Enfin celui-ci est dur au toucher, tandis que le cancer est mou et saigne beaucoup plus facilement. Cependant cet examen même quelquefois ne suffit pas, car le sarcome le plus malin, étant donnée sa consistance a été pris dans certains cas pour du fibrome ; il n'existe alors que quelques signes cliniques importants, telle la propagation dans les ganglions lymphatiques de voisinage, et, on a cité également l'anesthésie pharyngienne absolue.

En résumé nous pouvons dire que en général si l'on veut avoir un diagnostic précoce on ne peut guère s'en rapporter aux symptômes fonctionnels ou mécaniques, et que seul l'examen histologique après ablation d'une partie de la tumeur peut mettre à l'abri de toute erreur.

Nous ne discuterons pas le diagnostic à la période ultime car alors c'est la cachexie cancéreuse avec tous ses signes.

TRAITEMENT

Comme pour toutes les tumeurs en général, au début le traitement doit être radical, mais de plus il doit être prématuré si l'on veut avoir des chances de succès, car, étant donnée la marche de la maladie, elle devient une affection constamment mortelle si on l'abandonne à elle-même.

Une fois le diagnostic bien établi, il est indiqué d'intervenir énergiquement, et il faudra s'y décider de bonne heure, car la période d'intervention efficace est courte, et à mesure que l'on attend les difficultés de l'opération augmentent et la vascularisation de plus en plus abondante de la tumeur assombrit encore le pronostic.

L'ablation complète est naturellement indiquée, car si elle était insuffisante la récidive arriverait fatalement à bref délai et la croissance rapide du néoplasme, sa tendance à perforer les os de la base du crâne et la difficulté d'atteindre le champ opératoire rendent alors trop souvent l'opération illusoire.

C'est surtout sur les petites tumeurs que le chirurgien doit porter tous ses soins, car avec elles, il peut compter sur des succès, mais quand à celles qui exigent de grandes opérations préalables, on ne saurait avoir grand espoir en l'efficacité de l'intervention ; mais il est certain que, même dans ces cas, en présence d'un mal fatalement mortel, on peut tout tenter pour assurer au malade, non pas le bénéfice d'une guérison, mais au moins celui d'une survie.

En principe, il faut dans les tumeurs facilement accessibles détruire le mal jusque dans sa racine et faire par conséquent une opération aussi complète que possible.

Les voies et moyens à mettre en œuvre seront évidemment appropriés à chaque néoplasme, à sa forme, son volume, son point d'insertion que l'on tâchera de déterminer soit à l'avance, soit au cours de l'opération pour le racler ou le cautériser avec soin.

On pourra commencer par des opérations simples, telles : cautérisations, écrasement ou broiement, galvano-cautère, mais si l'on redoute tant soit peu la récidive ou la dégénérescence, il ne faudra pas craindre, dans une affection aussi grave, de se créer une voie assez large et directe pour arriver sur le siège d'implantation de la tumeur.

Dans ces opérations compliquées, la voie préliminaire sera déterminée par le siège et le volume de la tumeur, elle pourra être faite suivant les cas, soit par la région faciale ou maxillaire supérieure, soit par la région palatine, et dans les cas de volume considérable, nous croyons qu'il est préférable de s'ouvrir une voie large par l'incision du voile du palais; on peut, en effet, ensuite diminuer le volume de la tumeur par le galvano-cautère, par le morcellement et aussi par la malaxation douce faite avec le doigt. On peut de plus, par la brèche palatine ouverte, surveiller les récidives et les prévenir par les cautérisations.

Cependant, il ne faut pas rejeter d'emblée la voie maxillaire faciale, parce qu'elle produit de vastes délabrements; elle a l'avantage de donner beaucoup de jour et facilite ainsi l'ablation totale du néoplasme, ce qui est un grand avantage, puisque la conduite à tenir quand on intervient pour une tumeur maligne, est d'enlever largement la tumeur et toutes les parties voisines suspectes. De ce fait nous déclarerons la résection du maxillaire comme méthode de choix, sans oublier cependant que les autres procédés opératoires ont aussi à leur actif des succès et des revers.

En principe, nous dirons que le meilleur procédé est celui qui expose le moins aux hémorragies, prévient le mieux les récidives et exige les opérations préliminaires les moins considérables. C'est là évidemment un problème à trois inconnues difficiles à concilier, mais que la sagacité du chirurgien devra s'efforcer à chaque cas de résoudre.

CONCLUSIONS

Le fibrome naso-pharyngien n'est plus, tel qu'on le qu'on le croyait jadis, considéré comme le néoplasme transitoire régressant entre 18 et 20 ans. Il nous apparaît au contraire comme une tumeur suspecte de bénignité relative et dégénère fréquemment en cancer.

Dans bien des cas un fibrome réputé bénin est reconnu sarcome à l'histologie. Dans d'autres au contraire, on voit le fibrome le mieux caractérisé et le plus torpide revêtir en quelques mois les caractères de néoplasme rapide. Enfin, même après guérison partielle ou totale, spontanée ou opératoire, récente ou tardive, on voit apparaître un cancer du naso-pharynx chez un sujet anciennement porteur d'un fibrome naso-pharyngien.

Ces considérations sont une indication nouvelle à traiter chirurgicalement à son début tout fibrome naso-pharyngien, quels que soient son volume, l'âge du sujet qui en est porteur et le peu de symptômes fonctionnels déterminés.

Le sarcome naso-pharyngien, surtout le sarcome secondaire dont nous nous occupons sera très souvent inopérable.

De plus, cette éventualité et ces considérations ne sont pas spéciales aux fibromes, car certaines tumeurs tuberculeuses, les végétations adénoïdes, les myxomes même sont susceptibles de dégénérer.

OBSERVATIONS

Observation I (Inédite)

Dégénérescence tardive d'un fibrome naso-pharyngien avec métastase thyroïdienne.

X..., 52 ans, cultivateur.

Antécédents héréditaires. — Le malade ne sait rien de précis sur la cause de la mort de ses parents, et a cinq frères ou sœurs ; l'une de ses sœurs est morte en couche, les autres sont bien portantes.

Antécédents personnels. — Homme assez robuste d'ordinaire, marié et père de deux enfants bien portants. En fait de maladies antérieures, il n'a souvenance que d'une affection pulmonaire aiguë à 35 ans et d'épistaxis spontanées, abondantes et répétées qui, entre 15 et 20 ans, nécessitèrent plusieurs fois le tamponnement des fosses nasales. D'ailleurs ses souvenirs sont assez vagues sur d'autres points, et nous ne pouvons savoir si la respiration était gênée, si le malade dormait la bouche ouverte, s'il fut sourd pendant un temps, etc. ; nous savons seulement qu'il mouchait beaucoup, il ne subit aucun traitement et guérit tout seul.

Il y a quatorze mois, c'est-à-dire trente ans après, les troubles légers que nous venons de citer, les saignements de nez réapparaissent plus abondants que jamais, spontanés, durant cinq à six heures. A dater de cette époque les narines s'obstruent (la gauche en premier lieu) et désormais la respiration ne se fait plus que par la bouche.

Par contre, c'est toujours à droite que les douleurs ont été plus vives, sous forme de sensation de brûlure et de lancinement plutôt que de vive céphalée. En même temps que le malade ressent ces troubles, il voit sa face se déformer et son cou augmenter de volume, et actuellement on a une horrible dislocation de la face qui a éclaté sous la poussée d'une tumeur centrale du volume de deux poings peut-être. Les yeux sont exorbités, à fleur de peau et refoulés de chaque côté comme dans la tête du crapaud, le nez est énorme, comblé, dejeté latéralement, la bouche est ouverte, le cou est celui d'un goitreux.

Étudions en détail ces différentes déformations.

Du côté de la face l'importance des dégâts et la zone d'envahissement du néoplasme est considérable. Le nez est épaté à sa racine et bosselé de noyaux résistants que l'on sent se continuer de part et d'autres dans les orbites. Il est dans l'ensemble soulevé et dejeté latéralement. Enfin ses deux narines éversées sont fermées par un bourgeon rougeâtre et saignant, friable, qui pend en grelot et fait clapet au devant des fosses nasales, complètement obstruées. Grâce à ce tamponnement naturel les hémorragies nasales ont disparu depuis quelque temps.

Les deux orbites sont envahis irrégulièrement, mais au même degré, et les globes oculaires peu à peu chassés de leur loge se sont réfugiés en avant et en dehors. De plus, outre cet exorbitisme divergent, qui donne à la physionomie du malade une expression si étrange, on voit que l'œil droit est abaissé, tandis que le gauche est soulevé contre l'arcade sourcilière. Ces déplacements indiquent la voie d'invasion; c'est par la face interne et probablement en toute longueur qu'elle s'est produite, du trou optique en arrière duquel existent sans doute des prolongements intracrâniens à la gouttière lacrymale, en avant de laquelle on sent et l'on voit ce passage du néoplasme du nez à l'œil, étant donnée la minceur de la paroi interne de l'orbite et son voisinage des fosses nasales.

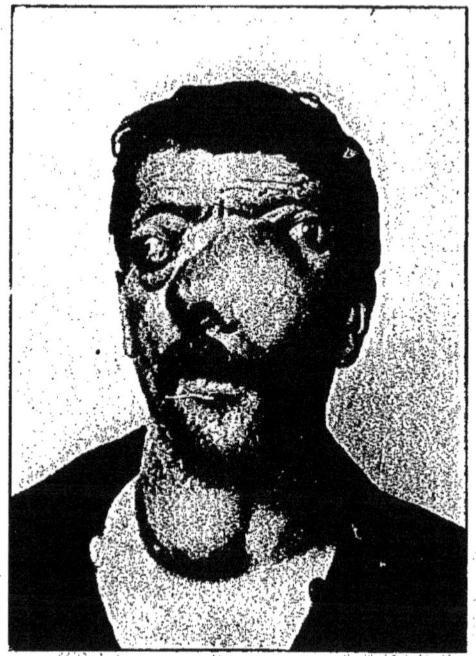

Obs. I

Dégénérescence tardive d'un fibrome naso-pharyngien avec métastase thyroïdienne

Un tel envahissement de l'orbite n'a pu se produire sans déterminer des lésions graves du contenu, les muscles et les nerfs sont plus ou moins comprimés ou envahis, la mobilité des globes oculaires est surtout réduite par leur refoulement direct. Quant à la cécité, elle paraît relever plutôt de la lésion du nerf optique, puisque à gauche elle a devancé le déplacement de l'œil, tandis que la vision persiste encore faiblement à droite malgré une énorme exophtalmie. Ici l'examen du fond de l'œil ne révèle rien d'anormal, pas même de stase veineuse marquée; là un certain degré d'atrophie pupillaire.

Du côté de la zone gauche on constate une énorme soufflure secondaire, chronologiquement à la déviation des yeux. La peau n'a pas changé de caractère, mais elle est soulevée et distendue par des masses élastiques et bosselées, identiques en consistance et en contours à celles qui empâtent la racine du nez et avec lesquelles elles se continuent. On ne perçoit pas ici de masses dures interposées ni de crépitation parcheminée; mais le siège et l'étendue de la tuméfaction, l'anesthésie du nerf sous-orbitaire et l'exploration de la bouche nous suffisent pour localiser dans le sinus maxillaire un prolongement de la tumeur.

Si en effet on fait ouvrir la bouche au malade, on voit et l'on sent cette autre paroi du sinus bombant du même côté avec la même consistance élastique et dépressible qui en annonce déjà l'envahissement néoplasique même un peu au delà de la ligne médiane.

Pour terminer l'exploration du naso-pharynx, si l'on y plonge le doigt recourbé, on sent de nouvelles masses élastiques saignant aisément qui en obstruent la cavité. On a ainsi fait le tour du néoplasme, surtout par en haut, car il confine de partout à la base du crâne et pour trancher la question des prolongements intracrâniens possibles, à défaut du doigt et de la radiographie, nous en sommes réduit aux seuls signes fonctionnels, qui ne sont pas ici suffisamment précis pour pouvoir conclure Notre malade, en effet, n'a pas de symptômes somatiques révélant une lésion cérébrale, pas d'œdème de la papille ; quoique non inintelligent et répondant très bien aux questions qu'on lui pose, il est obnubilé, subcomateux par intervalles, mais l'obstruction des fosses nasales, la détresse morale du malheureux, l'anémie hémorragique et la cachexie cancéreuse y sont bien pour quelque chose.

Mais en dehors de la tumeur étudiée, il existe chez notre malade un gros néoplasme du volume du poing, développé dans le corps thyroïde, et surtout dans son lobe droit. C'est un goitre rénitent et manifestement kystique dans sa partie centrale, mais dur et bosselé en arrière. Il oscille avec le larynx dans les mouvements de déglutition, mais dans les mouvements de latéralité transmis est peu mobilisable. Tout en restant encore en apparence encapsulé, il a donné naissance à une double chaîne ganglionnaire latéro-cervicale plus développée à gauche. Il comprime de plus les organes avoisinants et ses effets se font sentir tout d'abord sur l'appareil respiratoire. Sans doute la respiration était gênée depuis longtemps par l'obstruction des fosses nasales et s'effectuait uniquement par la bouche, mais depuis quelques jours elle a changé de caractère. Peu à peu, à l'occasion de l'effort au début, puis maintenant au repos d'une façon continue, mais avec paroxysmes, elle a revêtu un timbre rauque, avec ce cornage, cette toux aboyante, qui sont si caractéristiques pour qui les a entendus une fois d'un obstacle mécanique sous-laryngé à la respiration. Le calibre de la trachée doit être considérablement réduit, car elle est refoulée de plusieurs centimètres à gauche de la ligne médiane, peut être aplatie en lame de sabre contre un autre noyau ou ramollie sur une certaine hauteur, sinon comprimée, dans son trajet rétrosternal, car on ne sent pas de goitre plongeant. La dyspnée est donc bien trachéale et mécanique. Elle n'est pas due à une lésion nerveuse des récurrents, qui donnerait une dyspnée sans doute moins continue avec voix bitonale. De même les autres nerfs ont échappé à la compression : plexus cervical et bracchial, car il n'y a pas de douleurs irradiées dans ces régions, sympathique, car il n'existe pas de troubles pupillaires. Les gros vaisseaux eux-mêmes, malgré leur déviation évidente, ne sont pas comprimés par la tumeur.

Diagnostic. — Le diagnostic de néoplasme malin s'impose, étant donnés la marche rapide et surtout le degré d'extension locale et de cachexie.

Le siège même de la tumeur est évident, elle occupe, avons-nous vu, le naso-pharynx, les fosses nasales en totalité, le sinus maxillaire gauche, les deux orbites et peut-être déjà la base du crâne. Ce sont là les caractères des fibro-sarcomes naso-pharyngiens arrivés à la période extrême de leur développement et, comme la tumeur rayonne de même en tous sens autour du naso-pharynx, son origine première est sans doute dans cette cavité.

Mais à côté de cette tumeur maligne est un autre cancer développé dans la thyroïde, car le goitre examiné ici est certainement néoplasique, étant donnés : la rapidité de son développement et l'âge du malade, la progression des troubles de compression qu'il entraine, sa dureté, les ganglions périphériques et la douleur à la nuque que ressent le malade.

Les deux cancers ainsi reconnus sont-ils alors contemporains et développés à distance l'un de l'autre ? Ou bien si l'un est primitif, quel est-il et où est la métastase ?

La première idée est évidemment à rejeter, mais l'autre doit être discutée.

La clinique veut *a priori* que nous donnions au corps thyroïde la priorité, car les sarcomes naso-pharhyngiens ne sont guère de cet âge et se généralisent rarement, tandis que les épithéliomas thyroïdiens, sensiblement plus fréquents, affectionnent les os et ceux de la tête en particulier dans leurs métastases. Ici, la question cependant de métastases thyroïdienne doit être admise, étant donnés : 1° les antécédents anciens du malade du côté de la gorge ; 2° l'ordre chronologique d'apparition des deux germes.

Marche de l'affection. — Le pronostic est des plus sombres, c'est d'un côté l'asphyxie menaçante par compression, de l'autre la cachexie cancéreuse.

Traitement. — Le traitement curatif ne se discute évidemment pas, car il serait illusoire de penser pouvoir enlever toute la tumeur, tout ce que l'on peut faire, c'est soulager le malade au point de suffoquer et c'est pourquoi M. le professeur Jaboulay se décide à conjurer si possible la mort par asphyxie.

La trachéotomie ici ne sera pratiquée qu'en désespoir de cause, étant donné son danger, dans les cas de cancers thyroïdiens, et l'on fait une ablation partielle de la tumeur en essayant d'énucléer le plus possible de façon à libérer la trachée.

On trouve au-desssus d'un noyau goitreux, ancien kyste à parois calcaires, une plaque néoplasique végétante très adhérente à la trachée envahie, et l'on doit se borner à une ablation partielle.

Le malade meurt quelques jours après asphyxié non plus par la compression, mais bien par le ramollissement étendu du tuyau aérien que l'opération avait montré et que confirma l'autopsie.

Anatomie pathologique. — L'autopsie montre la trachée molle comme du carton mouillé sur une longueur de plus de 4 travers de doigt et au delà même des limites du cancer. Cette trachée n'est pas ulcérée, elle est flanquée d'une double chaine de ganglions néoplasiques.

La tumeur céphalique avait la coupe aréolaire et vineuse du tissu caverneux, et toute intervention sur elle aurait donné lieu à une hémorragie formidable, car c'est une véritable éponge néoplasique gorgée de sang. Son implantation basilaire et ses prolongements dans les cavités de la joue cadraient bien avec ce que nous avons constaté.

Du côté de la base du crâne, la selle turcique était défoncée sans que le cerveau lui-même fut envahi.

L'examen histologique fait par M. le professeur agrégé Gayet, chef de laboratoire, retrouva les caractères d'un sarcome télangiectasique à petites cellules rondes sans traces d'éléments thyroïdiens.

Examen histologique, par M. le professeur agrégé Gayet. — Cet examen a porté sur trois fragments prélevés le premier sur la tumeur des fosses nasales, le second sur le corps thyroïde, le troisième sur un ganglion cervical.

I. — La tumeur des fosses nasales a été coupée perpendiculairement au plan de la muqueuse. Après fixation au sublimé, durcissement dans l'alcool et inclusion à la paraffine, les coupes ont été colorées à l'hématéine-éosine.

A un faible grossissement la muqueuse apparaît normale et les couches du derme immédiatement sous-jacentes sont saines ; mais à la face profonde du derme on rencontre un tissu qui constitue la grande masse de la tumeur ; c'est un tissu adénoïdien caractérisé par une quantité de petites cellules rondes, disséminées sans ordre, mais d'une façon très dense sur un tissu coloré en rose par l'éosine. A un grossissement plus fort on reconnait que ces cellules sont absolument semblables à de petits lymphocytes ; elles sont disposées sur une trame réticulée qu'on ne distingue que dans les points où les cellules ont été chassées au cours des manœuvres de préparation.

En somme, il s'agit d'un lymphosarcome des fosses nasales.

II. — La coupe de la glande thyroïde hypertrophiée montre, à un faible grossissement, une nappe de glandes reconnaissable à ses vésicules remplies de matière colloïde, glande en ce point normale, mais dans cette nappe se rencontre un vaste noyau de tissu absolument semblable à celui de la tumeur des fosses nasales, même petites cellules rondes, même réticulum très lâché, ainsi qu'on peut s'en assurer à un plus fort grossissement.

Il s'agit bien d'un noyau de généralisation du lymphosarcome dans la glande thyroïde.

III. — Le ganglion présente une structure fort analogue ; mais il faut y signaler en plus de nombreuses hémorragies interstitielles dont beaucoup sont récentes, quelques-unes anciennes avec réseau de fibrine et tendance à l'organisation du caillot. Nulle part on ne retrouve la disposition normale du ganglion, les éléments sont disposés sans ordre et il semble que là aussi on puisse affirmer la généralisation lymphosarcomateuse.

Observation II (Inédite)

Fibrome du naso-pharynx évoluant vers le sarcome.

P. G., 20 ans.

Antécédents héréditaires. — Père vivant, bien portant. Mère morte à 39 ans d'affection inconnue.

Une sœur en bonne santé, 21 ans.

Antécédents personnels. — Bonne santé jusqu'à 8 ans. Alors le malade commença à éprouver de la gêne de la respiration nasale et l'on s'aperçut bientôt de la présence dans la fosse nasale gauche d'une petite tumeur formant corps étranger. M. Garel qui vit alors le malade, lui fit des pointes de feu dont l'effet ne sembla pas suivi d'amélioration puisque la tumeur augmente petit à petit de volume, envahissant la bouche, la joue, occasionnant de ce fait des troubles fonctionnels de plus en plus marqués. Six mois après, M. Rochet, auquel on mène le malade à l'Antiquaille, opère par voie buccale et l'on aperçoit encore la trace de l'incision du voile du palais. La tumeur à ce moment s'accompagnait de fréquentes hémorragies et depuis elle continue à augmenter de volume malgré ces deux interventions successives.

Actuellement la tumeur a un volume considérable et a poussé des prolongements.

1° Au niveau de la voûte palatine, la tumeur fait hernie par la division du voile faite antérieurement et tranche par sa coloration rosée sur celle de la voute; le bord alvéolaire dentaire est déformé.

2° Au niveau de la joue, le sinus maxillaire a sa paroi antéro-externe perforée et livre passage à la tumeur, le relief normal de la joue descend jusqu'au niveau du bord inférieur du maxillaire inférieur.

3° Au niveau de la cavité orbitaire, le plancher de l'orbite est perforé, le globe oculaire est propulsé en avant et en haut, le malade se plaint de diplopie et de douleurs périorbitaires de quelques céphalées.

4° Au niveau de l'arcade zygomatique on sent la tumeur à la palpation au-dessus de l'arcade.

Le malade qui a eu jusqu'à maintenant bonne santé sent depuis quelque temps quelques troubles du côté de la vision, il a de temps en temps de la céphalée des épistaxis, tousse assez souvent sans que l'on trouve de lésions pulmonaires et il rentre à l'hôpital parce qu'il éprouve de violentes douleurs dans la fausse iliaque gauche; on constate en effet dans cette région une tuméfaction avec rougeur marquée de la peau. Le malade est opéré, on fait une incision au niveau du sillon génito-crural et on évacue l'abcès.

Le malade rentre chez lui guéri de cette affection, mais il semble bien que sa tumeur pharyngienne est la cause de tous les troubles qu'il ressent, et au lieu de rétrocéder, elle altère de plus en plus la santé du malade.

Observation III (Inédite)

Tumeur énorme de la narine droite (service de M. Garel).

R..., Pernette, 30 ans, de Mâcon. Pas d'antécédents héréditaires.

Comme antécédents personnels la malade dit avoir toujours eu une bonne santé.

Rougeole dans l'enfance. Elle se souvient que dans son jeune âge, vers 12 ans, elle eut des saignements de nez. Un médecin dut intervenir, mais on ne peut faire préciser ce qu'il fit. La malade dormait la bouche ouverte, avait un peu de surdité, mouchait beaucoup.

Actuellement la malade vient pour une tumeur arrivant jusqu'à l'orifice nasal externe du côté droit, remplissant toute la cavité nasale correspondante et faisant bomber l'aile du nez. La respiration est naturellement gênée de ce fait ; la malade rejette du sang par la bouche.

La rhinoscopie postérieure montre l'extrémité postérieure de la tumeur mamelonnée, remontant très haut, elle est élastique au toucher, de coloration rouge avec plaques blanchâtres saignant très facilement. Ces expulsions sanguines, uniquement par la bouche, sont précédées d'efforts de vomissements.

La malade reste quelques jours dans le service ; on fait ablation d'une partie de la tumeur à l'anse chaude par la narine. L'hémorragie après chaque intervention est considérable et l'on n'ose pas persister, étant donné que la malade maigrit, que les ganglions du cou semblent se prendre et indiquer la dégénérescence de la tumeur.

Observation IV

Tumeur maligne du naso-pharynx (Pr Duplay).

Homme de 30 ans, opéré quatre ans auparavant par Richet de polypes des fosses nasales, dont le nombre était tel que le chirurgien de l'Hôtel-Dieu dut pratiquer l'opération de Després. Quatre ans après, récidive; le malade entre à la Charité, où le professeur Duplay fait la même opération que Richet. L'examen histologique montre à M. Lateux qu'il s'agissait de sarcomes, et en moins de 18 mois le malade succombait à une généralisation.

Observation V

Cancer télangiectasique du naso-pharynx, par Roncalli.

Homme de 42 ans, souffrant depuis l'enfance d'obstruction nasale. Il se plaint de moucher du sang depuis plusieurs mois et d'avoir parfois de véritables hémorragies par les narines et par la gorge. La voute pharyngée est occupée par une tumeur sessile, aplatie, molle et saignant facilement.

Ablation d'un morceau et diagnostic histologique.

Le traitement consiste dans des cautérisations au galvano-cautère, mais le malade ne tarde pas à succomber.

Roncalli croit que dans ce cas des végétations adénoïdes datant de l'enfance et ayant persisté plus que de coutume se sont transformées en néoplasme.

Observation VI

Sarcome de la cavité naso-pharyngienne, par Delie.

Il s'agit d'un jeune garçon opéré de végétations adénoïdes et chez qui on trouvait une tumeur paraissant assez molle, saignant souvent spontanément et descendant dans le pharynx; on en fait l'ablation et le microscope démontre un tissu adénoïde hypertrophié. Bientôt une seconde extirpation est nécessaire et trois semaines après la guérison est presque complète, mais il persiste encore quelques nodosités.

La gêne respiratoire n'ayant pas tardé à reparaître, on fait une troisième intervention sous le chloroforme et l'on extirpe complètement le néoplasme; l'examen microscopique reste négatif au point de vue de la malignité de l'affection, jamais on n'avait trouvé d'engorgement ganglionnaire.

Une nouvelle récidive ayant eu lieu, on fit de l'électrolyse, les premiers résultats furent encourageants, mais bientôt on éleva des doutes sur le caractère bénin du cas en voyant survenir de l'adénopathie.

Un nouvel examen histologique prouva la nature sarcomateuse de la tumeur. L'extirpation était sur le point d'être pratiquée lorsque le malade mourut subitement. On n'avait pas eu d'hémorragie depuis la deuxième opération.

Delie croit pouvoir conclure que des végétations adénoïdes peuvent se transformer en néoplasme malin et que les hémorragies les plus fréquentes n'accompagnent pas toujours le sarcome le plus développé.

Observation VII

Tumeur sarcomateuse du naso-pharynx, par Bosworth.

Le néoplasme occupait surtout le côté droit du voile du palais, la partie latérale et supérieure du pharynx et s'étendait en bas sur toute l'amygdale droite. C'est une tumeur bénigne, mais elle s'accroît rapidement. On intervient avec l'anse galvanique et l'on répète l'opération un grand nombre de fois en enlevant à chaque séance une partie de la tumeur, les dernières portions furent attaquées au thermo-cautère, mais de nouveaux foyers s'étant reproduits assez rapidement on emploie encore l'anse galvanique. On enlève ainsi successivement plus de 200 fragments. Mais l'examen histologique montra quelques mois après que la tumeur bénigne au début présentait maintenant des points sarcomateux.

BIBLIOGRAPHIE

• Bryk. — Zur Casuistik der Geschwülste, 1874.

Veillon. — Contribution à l'étude des tumeurs malignes du naso-pharynx. Thèse Paris, 1875.

Allade. — Thèse de Paris, 1880.

Bosworth. — A case of diffuse round. cell. sarcoma, 1885.

Castex. — Revue de chirurgie, 1886.

Bennet. — A case of sarcoma of the naso-phar., 1890.

Delie. — Sarcome du naso-pharynx. Société belge de laryngologie, 1891.

Stewart. — Journ. of laryng. and otologie, juin 1893.

Moure. — Maladies des fosses nasales, 1893.

Escat. — Thèse de Paris, 1894.

7713 LYON.—IMP. SCHNEIDER

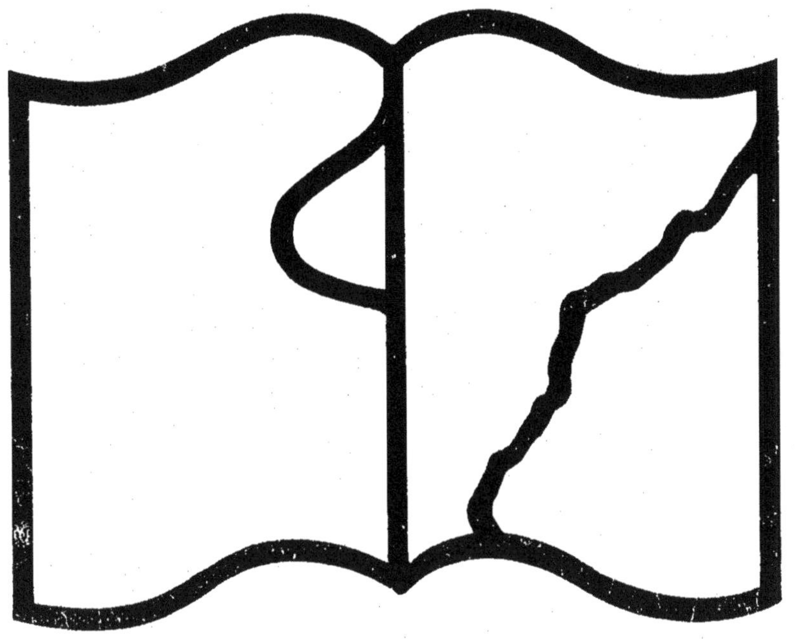

Texte détérioré — reliure défectueuse

NF Z 43-120-11

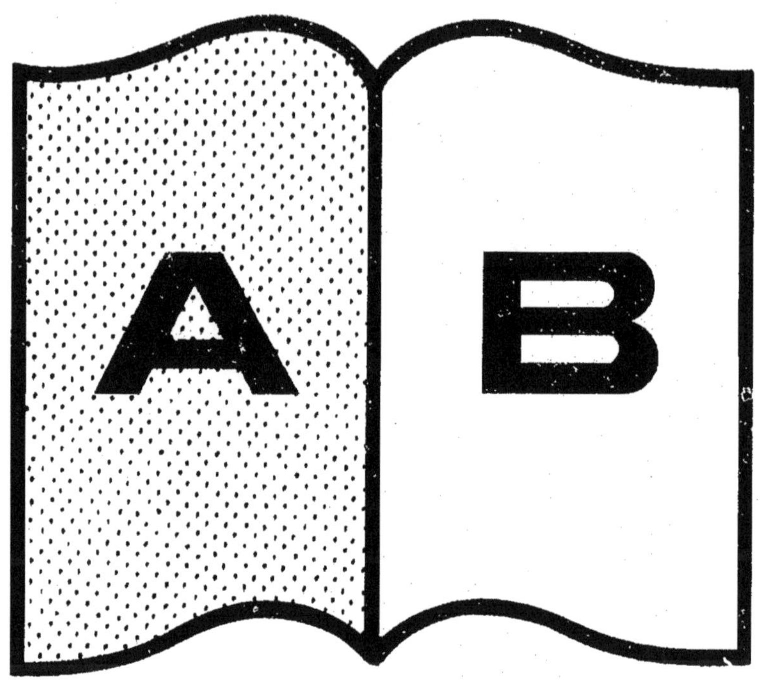

Contraste insuffisant

NF Z 43-120-14

www.ingramcontent.com/pod-product-compliance
Ingram Content Group UK Ltd.
Pitfield, Milton Keynes, MK11 3LW, UK
UKHW020434230726
13925UKWH00004B/1727